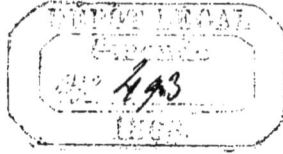

EXTRAIT DE DEUX RAPPORTS

SUR

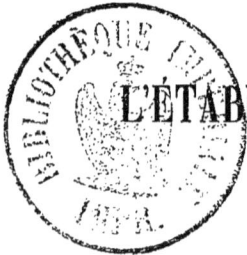

L'ÉTABLISSEMENT HYDROTHÉRAPIQUE

DE LONGCHAMPS

A BORDEAUX.

1866

EXTRAIT

DU RAPPORT DE M. LE Dr DE BIERMONT

sur

L'ÉTABLISSEMENT HYDROTHÉRAPIQUE

DE LONGCHAMPS

A BORDEAUX

Présenté à la Société Impériale de Médecine de Bordeaux.

———

Dans la séance de la Société de Médecine de Bordeaux du 6 mai 1861, à la suite d'une conférence sur les observations recueillies à L'ÉTABLISSEMENT HYDROTHÉRAPIQUE DE LONGCHAMPS par le Dr Delmas, son directeur, une Commission, composée de MM. les Drs Ch. Dubreuilh, Sarraméa et de Biermont, fut nommée pour visiter cet établissement.

M. le Dr de Biermont, organe de cette Commission, a rendu compte à la Société de Médecine, dans sa séance du 26 août dernier, de ce qu'elle a vu et particulièrement remarqué.

Nous reproduisons la plus grande partie de son rapport :

« On s'est servi, depuis Hippocrate, de l'eau sans en connaître les effets curatifs ; on avait bien entrevu quelques-unes de ses propriétés, mais on était loin de se douter de sa puissance dans la cure des maladies. C'est bien à Priessnitz que l'on doit d'avoir mis en lumière la valeur de l'hydriatrie ; c'est sur les hauteurs de Graefenberg, dans la Silésie autrichienne, que Priessnitz commençait à faire, en 1829, au moyen de l'eau, des cures merveilleuses. Ce hardi paysan avait, en effet, créé presque de toutes pièces cette puissante méthode thérapeutique. Ce n'est pas la première fois qu'en parcourant l'histoire de la médecine, on s'aperçoit que l'empirisme a mis le doigt sur de précieuses découvertes qui, reprises et sanctifiées par la science, sont devenues, en médecine, d'un usage vulgaire. Quoi d'étonnant, après tout ? Tandis que le médecin, que la science prépare à la prudence et au doute, a sans cesse devant les yeux le *primo non nocere*, l'empirique traverse les sentiers les plus périlleux avec l'aveuglement de l'ignorance. Quel est le médecin qui eût osé plon-

ger son malade dans un bain à 10°, le corps mouillé de sueur? Les divers
procédés qui constituent la méthode hydrothérapique viennent heurter,
en apparence du moins, nos préceptes en hygiène, et c'est pour cela
même que l'emploi de l'eau froide devait être longtemps regardé comme
une hérésie.

. . . .

» Pendant que les succès de Priessnitz retentissaient en Allemagne, il
se forma dans ce pays un très grand nombre d'établissements : MM. les
Drs Scoutetten et Schedel avaient déjà fait connaître en France les pratiques de Graefenberg. Bientôt après se fondèrent dans notre pays des
établissements hydrothérapiques, et c'est à MM. Lubanski, Vidart, An-
drieux, etc., etc., et en particulier à M. Fleury, directeur de l'établissement de Bellevue, qu'est due la propagation de ce puissant agent thérapeutique. Ce dernier observateur, par de nombreuses expériences physiologiques, par de patientes études pratiques, a pour ainsi dire codifié
l'hydrothérapie et l'a définitivement introduite dans la science.

» Vous n'attendez pas de votre Commission, Messieurs, une apprécia-
tion approfondie de la valeur de la méthode; elle n'a pas à vous présenter
la seule preuve qui ait pour vous une autorité irréfutable, celle des faits ;
elle n'a qu'à vous rendre compte de sa visite à l'établissement de LONG-
CHAMPS, dirigé, comme vous savez, par notre collègue le Dr Delmas.

» Votre Commission, composée de MM. Sarraméa, Dubreuilh fils et de
votre rapporteur, s'est rendue dans l'établissement de LONGCHAMPS. Elle
a pu voir appliquer les divers procédés hydrothérapiques, les douches
après sudations par une étuve sèche à 70°, l'immersion dans la piscine,
les bains de siége à épingles, ceux à eaux courantes, etc. L'application
de la douche est la plus commune ; elle entre même dans tout traitement
hydriatrique. Votre Commission a pu constater ses effets physiologiques
sur les malades qui ont été soumis à son examen ; ils sont évidents à
tous les yeux : d'abord, réfrigération, pâleur des tissus, mouvement de
concentration ; en même temps survient un sentiment d'oppression légère
dû à l'impression du froid. A cet effet primordial, aussitôt le robinet de
la douche fermé, succède un sentiment de chaleur dans les téguments,
qui sont le siége d'une rougeur vive. Le malade est alors recouvert de
linges secs et fortement frictionné, puis il s'habille promptement et se
rend au gymnase ou se livre à la marche; cet exercice musculaire est
surtout utile pour donner au mouvement de réaction toute son ampleur.

» Ces divers moyens sont très bien supportés par les malades, dont
quelques-uns, sollicités de nous répondre, ont accusé un sentiment de
satisfaction et de bien-être analogue à celui qu'on ressent par une froide
journée d'hiver ; nous avons même vu un de nos confrères, qui s'est cru
longtemps phthisique, guéri d'une hypertrophie congestive du foie, se
placer sous la douche avec bonheur. Il est certes des personnes qui, par
suite d'une grande excitabilité nerveuse, ne peuvent que difficilement

s'habituer au régime des douches ; elles y éprouvent une réaction violente qui n'est nullement en rapport avec l'effet attendu ; mais, grâce à la graduation mesurée de la température de l'eau, elles subissent la loi commune peu de temps après le début du traitement.

. . . .

» Les pratiques de l'hydrothérapie ont bouleversé les idées reçues en hygiène, mais leur innocuité est depuis longtemps acquise à la science ; c'est un des points que votre Commission avait à cœur d'examiner et dont elle a pu se convaincre, et s'il est encore des médecins qui tremblent pour l'usage de l'eau froide, c'est qu'ils n'ont pu s'assurer, *de visu*, DE SON EMPLOI INOFFENSIF. (1)

. . . .

. . . .

» Votre Commission a voulu s'assurer par elle-même du degré de l'eau dans le vaste réservoir qui alimente les douches ; cette température, prise le 15 juillet, à trois heures du soir, était de 12°5, pendant que le thermomètre de Crosti marquait, à l'ombre, 23°. Toutes les conditions d'aération ont été observées à LONGCHAMPS pour que le réservoir, largement alimenté par les sources du Taillan et la fontaine de l'établissement, soient indépendants de la température de l'atmosphère ambiante. C'est que la basse température de l'eau est considérée par les hydropathes comme d'une importance capitale.

. . . .

» Jusqu'à présent, Messieurs, votre Commission vous a exposé les observations que lui ont suggérées les effets hydrothérapiques ; elle va actuellement pénétrer dans les détails d'organisation des appareils.

» L'établissement de M. Delmas occupe un vaste emplacement isolé des maisons voisines par quatre rues ; le Jardin des Plantes, qui est tout proche, offre aux malades une délicieuse promenade ; le jardin de l'établissement, qui ne ressemble au premier que par la richesse de sa végétation, présente à l'œil de gracieux méandres. Après l'avoir traversé, votre Commission pénètre dans la salle hydrothérapique.

» Cette partie importante de l'établissement contient quatorze appareils. (2)

---

(1) Le moment est venu où, mieux éclairés sur les ressources qu'offre l'hydrothérapie, les médecins combattront, plus qu'ils ne le faisaient autrefois, les préjugés du public contre cette méthode à laquelle les malades se familiarisent rapidement.

(2) Les réservoirs peuvent donner, dans vingt-quatre heures, 2,000 hectolitres d'eau. Une chaudière ordinaire et une chaudière à vapeur fournissent l'eau chaude et la vapeur nécessaire aux douches et bains minéraux, aux douches écossaises dites *alternatives,* aux douches et bains de vapeur;

» Les sudations se pratiquent dans les cabines ; elles se font, le plus souvent à l'aide du fauteuil et de la lampe à alcool. De là, on se rend à la douche, qui n'est jamais à distance que de 4 ou 5 mètres. Des fenêtres placées au fond des cabines permettent d'établir un courant d'air pendant la durée de la sudation.

» On peut s'étonner de trouver des douches chaudes dans la salle hydrothérapique ; ces robinets ont été établis pour ménager la susceptibilité des malades d'une grande délicatesse, et les faire arriver, par une transition insensible, au régime des douches froides.

» Les besoins du service rendent nécessaire l'édification d'une nouvelle salle hydrothérapique ; les dames auront ainsi une salle spéciale, et M. Delmas, qui tient à réunir un grand nombre de documents pratiques, se propose d'augmenter le service des malades indigents. (1)

» Votre Commission a ensuite visité l'établissement qui comprend les bains de vapeur, bains par encaissement pour administrer les vapeurs humides ou sèches, chargées ou non des principes médicamenteux (vapeurs d'iode, d'arsenic, de térébenthine, d'huile de cade, etc., etc.) (2); enfin, elle a terminé sa pérégrination par sa visite aux bains ordinaires, bains d'eaux minérales, douches minérales.

» Pour compléter la description, il est bon d'ajouter qu'il existe une maison de santé propre à recevoir les pensionnaires. La table est servie avec abondance, le vin n'y est point proscrit ; car notre collègue est convaincu que, d'une manière générale, un régime tonique et réparateur doit favoriser la guérison.

» La tâche que votre Commission s'est imposée, Messieurs, serait in-

la troisième partie de l'établissement de LONGCHAMPS. Ajoutons encore qu'il possède l'ingénieux appareil de M. Mathieu (de la Drôme), L'HYDROFÈRE, à l'aide duquel on administre en bains *les eaux minérales naturelles avec deux ou trois litres de liquide ;* enfin, les nombreuses ressources du traitement hydrothérapique offrent à Longchamps un ensemble de moyens d'une puissance curative pour la guérison d'un certain nombre de maladies chroniques, auxquelles le traitement peut être appliqué avec succès.

(1) La nouvelle salle pour les dames, aussi complète que celle des hommes, a été ouverte en 1863.

(2) Les sudations simples ou composées, suivies d'une douche tiède ou froide, sont les moyens les plus puissants pour rétablir ou activer les fonctions de la peau ; c'est une ressource précieuse dans les affections rhumatismales, goutteuses, syphilitiques, dans certaines maladies de la moelle épinière, de la peau, qui l'emporte de beaucoup sur les agents sudorifiques de la matière médicale employée en pareil cas. P. D.

complète si elle ne vous présentait, en terminant, quelques considérations sur la valeur thérapeutique de la méthode hydriatrique.

» Au milieu de la richesse apparente de la matière médicale, le praticien est parfois indécis pour fixer son choix, et c'est aux remèdes qui
ont une action déterminée sur l'homme en santé que le praticien don-
nera la préférence. C'est donc un grand mérite pour un agent thérapeutique de pouvoir montrer son impression sur l'organisme en santé avant
de manifester son action curative sur la maladie. Ce mérite, l'hydrothérapie le possède au plus haut degré.

» La puissance de cette action physiologique ne se mesure pas seulement à l'intensité des effets produits, elle se mesure aussi à l'étendue de
l'enveloppe tégumentaire sur laquelle agit l'eau froide. La peau partage,
en effet, avec l'intestin, la faculté d'offrir aux divers agents de la théra-
pie les surfaces d'action les plus étendues. Bien qu'il ne soit pas d'une
saine doctrine d'appliquer la géométrie à l'art de guérir, il serait néan-
moins illogique de ne pas tenir compte de cet élément pour apprécier
la puissance d'un moyen curatif.

. . . .

» Avant que notre collègue le Dr Delmas nous ait parlé d'hydrothérapie, votre Commission connaissait les travaux de M. Fleury sur les névroses, les névralgies, et en particulier sur la fièvre intermittente. Aujourd'hui, ce n'est plus au loin que nous devons chercher des exemples
de guérison, ni dans les livres des observations ; c'est par nous-mêmes
qu'il nous est loisible de contrôler les faits. Votre Commission a vu, à
l'établissement de Longchamps, un malade d'une trentaine d'années, en-
durant depuis six mois les douleurs d'une névralgie trifaciale, malgré
les traitements les plus variés. Sous l'influence des douches en jet, associées à la sudation, il touchait au terme de sa guérison. Un second malade atteint d'une myélite chronique, présentant une colonne vertébrale
labourée par six cautères, trouvait une amélioration sensible ; il sentait
une plus grande force dans le système musculaire, la déambulation s'ac-
complissait plus aisément. Votre commission ne prétend pas porter un
jugement ; elle ne vous rapporte que des ouï-dire de malades, qui sont,
il est vrai, très favorables à la méthode.

» C'est surtout dans les névralgies rebelles et les affections rhumatismales que l'hydrothérapie exerce avec le plus d'efficacité son action ;
c'est dans les névroses, si fatigantes pour le médecin et si douloureuses
pour le malade, que le traitement hydrique trouve une heureuse application.

. . . .

Les transitions de température qui se produisent à la surface de la
peau par suite des effets de l'eau froide sont susceptibles de rappeler la
chaleur dans une partie qui l'a perdue depuis longtemps. Notre collègue

M. Delmas nous signale quelques-uns des malades qu'il a traités, pouvant abandonner, après l'administration de quelques douches, leurs vêtements de flanelle.

» Dans les fièvres paludéennes, le traitement hydrique réussit très bien ; l'hydrothérapie triomphe, en un mot, dans les affections sans lésion de tissus, *sine materiâ*. Ce serait, croyons-nous, compromettre la méthode que de l'appliquer comme moyen curatif à la phthisie, à la myélite chronique ; à titre de palliatif, elle pourrait rendre des services. Mais, en voulant embrasser dans sa sphère d'action le plus grand nombre de maladies qui paient un tribut à l'anatomie pathologique, ce serait demander à la nature médicatrice l'échange d'un tissu désorganisé contre un tissu sain. Or, on peut dire que pareil échange n'a lieu que bien rarement (1).

» Du reste, notre but, Messieurs, dans ces lignes, n'est pas de dénigrer l'hydrothérapie ; c'est, au contraire, de la défendre contre l'enthousiasme de ses maladroits amis, qui voudraient en faire une panacée. Il est préférable qu'elle fasse plus lentement son chemin dans l'esprit des médecins, et qu'elle ne prenne pas de suite le haut rang qui convient à cette méthode thérapeutique. Sa puissance est assez grande et peut se dispenser d'exagérations. Cette méthode est, dans un assez grand nombre de cas, d'un secours immense pour le praticien qui aura épuisé auprès de son malade les ressources ordinaires de la médecine.

» Votre Commission, Messieurs, n'a que des éloges à adresser à M. Delmas pour l'installation des appareils hydrothérapiques qu'il a réunis à Longchamps ; il serait difficile d'y trouver une lacune. Elle le loue aussi de la prudence et de l'attention qu'il met au service de ses malades. Quant à vous parler de son esprit observateur, sa modestie s'y opposerait ; mais vous avez encore présent à la pensée le volumineux travail qu'il a lu devant vous, et renfermant les observations recueillies depuis la fondation de son établissement, travail consciencieux qui témoigne de son aptitude et de sa loyauté : il a tenu à publier tous les insuccès de la méthode. Bel exemple trop peu suivi !

» Votre Commission ne forme plus qu'un vœu, c'est que M. Delmas continue à réunir les précieux matériaux que lui fournissent ses nom-

---

(1) Certaines affections s'accompagnant de lésions organiques simples, et parmi elles la classe si nombreuses des congestions sanguines chroniques, sont souvent heureusement traitées par la méthode hydrothérapique. Il en est de même des maladies chroniques des voies digestives, génito-urinaires, pertes séminales. Bien des médecins partagent, comme nous, l'opininion que l'hydrothérapie peut remédier à la stérilité, lorsqu'elle dépend d'un état morbide, tel que la métrite, la congestion, le catharre utérin, une menstruation irrégulière. Cette méthode agit alors en détruisant la cause, en régularisant les fonctions et surtout en reconstituant l'économie.

breux malades, et qu'il puisse, par l'étude des indications et des contre-indications, tracer nettement la sphère d'action de l'hydrothérapie.

Votre Commission vous propose, Messieurs, de voter des remerciements à M. Delmas pour avoir doté notre ville d'un établissement hydrothérapique. »

(Extrait de l'*Union médicale de la Gironde*, nov. 1861.)

CONGRÈS SCIENTIFIQUE DE FRANCE

Vingt-huitième session, tenue à Bordeaux en septembre 1861

Les membres du Congrès scientifique de France, convoqués pour la vingt-huitième session, se sont réunis à Bordeaux en 1861, et le 16 septembre a eu lieu l'ouverture du Congrès. Les travaux étaient répartis en six sections. Mgr le Cardinal Donnet a accepté la présidence générale qui lui a été déférée.

Extrait des Procès-Verbaux de la 3ᵉ Section.

(Sciences médicales.)

Séance du 26 septembre 1861.

M. le Dʳ Herpin (de Metz), donne lecture d'un rapport sur les établissements publics et particuliers destinés à l'instruction médicale et au service des malades.

La Commission, composée de MM. les Dʳˢ Herpin (de Metz), Roux (de Marseille), Riboli (de Turin), et Labat (de Bordeaux), était chargée de rendre compte au Congrès des résultats et des observations auxquels cette visite pourrait donner lieu.

Voici en quels termes s'exprime l'impartial rapporteur :

« Nous avons la satisfaction de vous dire tout d'abord qu'en général, les établissements consacrés au soulagement de l'humanité souffrante dans la ville de Bordeaux sont remarquables par leur propreté, leur bonne tenue et les bons soins dont les malades sont entourés.

» Au nombre des établissements particuliers qui ont attiré le plus vivement l'attention de votre Commission, nous vous signalerons encore l'établissement hydrothérapique de Longchamps, fondé et dirigé par notre honorable confrère le docteur Delmas.

» Cet établissement est parfaitement situé, au point de vue hygiénique, et réunit tout à la fois, par sa position exceptionnelle en face du beau Jardin des Plantes de Bordeaux et à quelques minutes seulement du centre de la ville, deux conditions essentielles : 1° procurer aux malades tous les avantages de la campagne ; 2° leur permettre de jouir des plaisirs et des distractions qu'offre toujours une grande ville.

» Mettant à profit un voyage scientifique entrepris dans le but d'acquérir des connaissances spéciales sur la question, notre confrère nous a montré plusieurs appareils nouveaux empruntés aux établissements anglais et allemands.

» De plus, comprenant très bien qu'il ne suffit pas d'avoir de l'eau froide pour faire de l'hydrothérapie, y a-t-il joint des salles spéciales destinées à l'administration *des douches et des bains minéraux, des bains de vapeur simple, des bains russes, des bains térébenthinés, goudronnés, iodés, etc., des douches de vapeur simples ou composées et des fumigations sèches ou humides.* (1)

» N'oublions pas encore de signaler les *douches écossaises,* l'*hydrofère* de M. Mathieu (de la Drôme) pour l'emploi, sous forme de bain, avec *2 à 3 litres de liquide,* des eaux minérales naturelles, telles que Barèges, Luchon, Eaux-Bonnes, Vichy, Plombières, etc., et les appareils spéciaux pour les douches ascendantes ; les bains de siége et une *très belle piscine,* une douche *en cercle* et un jeu de dix-huit douches de divers calibres, en *pluie,* en *jet,* en *lame,* en *cloche,* en *colonne,* etc., destinées à l'administration de l'HYDROTHÉRAPIE proprement dite. (2)

» Une chaudière à vapeur et un bouilleur pour l'eau chaude desservent les diverses parties de l'établissement.

» Mais le point le plus important, c'était d'avoir de l'eau assez froide et en assez grande quantité. Sous ce rapport, il est très peu d'établissements de ce genre aussi abondamment fournis.

» Longchamps reçoit 2,000 hectolitres d'eau par vingt-quatre heures,

---

(1) La question soulevée par l'emploi des bains de sudation résineux et térébenthinés est aujourd'hui jugée ; un grand nombre de médecins de talent les ont adoptés dans les établissements hydrothérapiques qu'ils dirigent, et l'on n'ignore pas tout le parti qu'on en tire dans le traitement des névralgies rebelles et des rhumatismes anciens. Ils concourent énergiquement avec l'hydrothérapie à rétablir les fonctions de la peau.

(2) Dans deux salles, l'une pour les hommes et l'autre pour les dames, nous disposons d'une série si variée d'appareils, qu'on ne doit pas s'étonner des effets multiples que nous leur faisons produire, de manière à répondre

qui constituent une consommation possible de près de 800,000 hectolitres par année. — Ajoutons encore qu'il a le bonheur, très apprécié à Bordeaux, où l'on ne trouve d'eau potable presque nulle part, de posséder une fontaine d'eau courante sortant du rocher. C'est là que les malades viennent se désaltérer ou boire l'eau qui leur a été prescrite.

» L'établissement destiné aux pensionnaires est très heureusement disposé.

» La position exceptionnelle de Longchamps, dans le plus grand centre du midi de la France, l'obligeant à rester ouvert toute l'année, il est muni d'un système de chauffage complet qui permet de maintenir dans toutes les salles affectées aux opérations balnéaires, et par les temps les plus rigoureux, une température moyenne de 18° centigrades. Aussi peut-on dire qu'à ces conditions l'hydrothérapie est aussi facile à supporter dans les saisons froides qu'au plus fort de l'été.

» Enfin, Messieurs, un grand gymnase, construit d'après le système Amoros et muni des appareils Pichery, complète ce bel établissement. »

A la suite de ces deux Rapports aussi précieux pour le public que pour la science, nous n'ajouterons que quelques considérations.

L'hydrothérapie peut être suivie en toute saison. Elle convient à tous les âges : aux enfants pour les fortifier et raffermir leur santé; aux adultes, aux personnes âgées pour réparer leurs forces.

S'il est un motif qui éloigne de l'hydrothérapie rationnelle, c'est la crainte de l'impression trop vive produite par le froid; mais pour habituer les malades à la douche froide, on commence toujours par employer de l'eau chaude qu'on refroidit peu a peu, selon le degré de sensibilité du sujet.

Il ne faut donc pas croire que l'hydrothérapie consiste uniquement dans l'application de l'eau froide à l'extérieur; l'ingestion de l'eau, l'exercice, un régime approprié, l'hygiène des lieux, des aliments, les sudations rentrent essentiellement dans la pratique méthodique de cette thérapeutique. Dans bien des cas l'eau chaude, différentes vapeurs médicamenteuses concourent à un meilleur résultat que l'eau froide employée seule. Celui qui se contente de l'eau à l'extérieur, peut être utile s'il l'applique bien : mais s'il ne dispose que d'eau froide il n'a à son service qu'une fraction du traitement qu'on est convenu d'appeler l'*hydrothérapie*.

Nos prescriptions sont formulées avec des détails précis, portant sur la température de l'eau (chaude, tiède, froide), sur la forme de la douche et sur la durée de son application. S'il est nécessaire que la douche porte spécialement sur une région limitée, nous avons soin d'en indiquer le contour ; de même nous précisons les cas où la douche doit être précédée d'une sudation simple ou composée. La durée, la température de cette dernière, doivent être réglées avec un soin particulier. On doit tenir grand compte du caractère propre de chaque maladie et de la sensibilité de chaque individu.

Loin de chercher à étendre le cadre hydrothérapique, nous le restreignons pour ne pas en faire une rivale des méthodes préexistantes, mais bien un auxiliaire et pour assurer ses succès légitimes en bornant son emploi aux limites de sa supériorité.

Aux médecins qui conseillent à leurs malades de faire de l'hydrothérapie chez eux ou dans des établissements publics dirigés par de simples baigneurs, nous demanderons si la moindre comparaison est possible avec les véritables pratiques de l'hydrothérapie rationnelle, telles qu'elles viennent d'être énumérées.

Nous ajouterons encore qu'une clinique électro-médicale est établie à Longchamps ; des appareils puissants y fonctionnent tous les jours, et, dans certains cas, l'électricité s'adjoint avantageusement à l'hydrothérapie.

Electricité.

Depuis quelques années, on a vu se fonder un certain nombre d'établissements publics sans direction médicale. Bien plus, quelques stations maritimes offrent aux baigneurs une installation plus ou moins complète. Enfin, certaines eaux minérales s'administrent maintenant en douches, afin de satisfaire au goût des malades pour les procédés hydrothérapiques.

Mais l'expérience prouve tous les jours que les eaux thermales et marines employées hydrothérapiquement provoquent souvent une excitation trop forte ; tandis que l'hydrothérapie non minéralisée produit depuis l'effet hygiénique le plus anodin jusqu'à la médication la plus active.

Nous pouvons le déclarer avec une conviction basée sur l'expérience, l'hydrothérapie marine, l'hydrothérapie thermale, l'hydrothérapie faite chez soi, manquent de la plupart des éléments qui constituent un traitement rationel et méthodique.

Faire de l'hydrothérapie dans ces conditions, c'est compromettre l'efficacité d'un agent thérapeutique puissant et s'exposer à de graves accidents (1).

Nous en appelons au témoignage de nos confrères, et principalement à un grand nombre de ceux qui nous ont fait l'honneur de nous adresser des malades (2).

---

(1) Tels que refroidissement, bronchite, douleurs rhumatismales, etc.

(2) Ce sont, par ordre alphabétique, MM. les Docteurs :

Aynard, de Bordeaux.
Bonnefin,　　—
Bensse,　　—
Bitot,　　—
Biermont (de), —
Boisseuil,　　—
Boursier,　　—
Bourges,　　—
Betbeder,　　—
Buisson,　　—
Burguet,　　—
Bonnefoi, à Langon (Gironde),
Ballias, à La Réole,　　—
Bernadet, à Barsac,　　—
Bessette, à Angoulême (Charente).
Bertrand, à Cognac,　　—
Belloc, à Agen (Lot-et-Garonne).
Bardy-Delisle, à Périgueux (Dordgne).
Blot, à Tours (Indre-et-Loire).
Bonneville, à Mazamet (Tarn).
Blaveaux, à Castres,　　—
Buisson, professeur à Montpellier.
Cazenave, à Bordeaux.
Chatard,　　—
Chabrely, à La Bastide (Gironde).
Cazeaux, à Langoiran (Gironde).
Carles à Lormont.　　—
Couture, à Condom (Gers).
Dénucé, à Bordeaux.
Dupont,　　—

Durand, à Bordeaux.
Dupuy,　　—
Dubreuilh,　　—
Devals, à Ste-Foy (Gironde).
Drillon, à Castelnau.　—
Dubertrand, à Bègles, —
Dubarry, à Condom (Gers).
Dieulafoy, à Toulouse (H.-Garonne).
Estevenet,　　—　　—
Flornoy, à Bordeaux.
Fontainemarie, à Podensac (Gironde)
Gintrac, directeur de l'Ecole de Médecine de Bordeaux.
Gintrac (H.), à Bordeaux.
Gervais,　　—
Guépin,　　—
Gellie,　　—
Gagnard, à Castillon (Gironde).
Gachet, à Margaux,　　—
Gadrat, à Barbezieux (Charente).
De Gaulegeac, à Agen.
Gigon, à Angoulême.
Gillard, à Toulouse (Haute-Garonne).
Gaussail,　　—　　—
Gilet, à Moissac (Tarn-et-Garonne).
Gendron, à Chinon (Indre-et-Loire).
Hirigoyen, à Bordeaux.
Ichon, à Libourne (Gironde).
Lacaussade (C. de), à Bordeaux.
Labatut,　　—

Cette méthode ne constitue pas un système exclusif ayant la prétention de se substituer à la thérapeutique habituelle; c'est une arme de plus pour combattre la maladie, arme puissante, et qui, pour cette raison, ne doit être confiée qu'à des mains exercées.

Aussi voit-on échouer le plus souvent ces traitements par à peu près, ces pratiques incomplètes, cette hydrothérapie domestique employée sans discernement et sans surveillance médicale.

Ainsi que le dit le Dr Fleury, en terminant son ouvrage : « L'hydrothérapie exige impérieusement une application com-

---

Labat, à Bordeaux.	Perrin, à Bordeaux.
Lachaze, —	Piotay, à Mussidan (Dordogne).
Lugeol, —	Peyrat, à Mazères (Ariège).
Le Barillier, —	Queyla, à Bergerac (Dordogne).
Levieux, —	Reimonencq, à Bordeaux.
Lalanne, à La Teste (Gironde).	Rey, —
Larauza, à Salles, —	Rozier, —
L'Herminier, à La Guadeloupe.	Riquart, —
Lasserre, à Montauban (Tarn-et-G.).	Rencontre, à Podensac (Gironde).
Labarthe-Vaquier, à Cazaubon (Gers)	Regnier, à Blaye, —
Mabit, à Bordeaux.	Raffaillac, à Margaux —
Moussous. —	Rousset, à Caudéran —
Martin, —	Roux (A. de), à Villeneuve (L.-et-G.)
Marmisse, —	Recour, —
Marx, —	Sarraméa, à Bordeaux.
Montalier, —	Soulé, —
Montalembert, à Angoulême (Charte)	Sous, —
Mathieu, à Ribérac (Dordogne).	Sicard, à Castres (Tarn).
Molinié, à Toulouse (Haute-Garonne)	Sirac, à Montauban (Tarn-et-Garonne)
Menon, à Tonneins (Lot-et-Garonne).	Simon, à Riberac (Dordogne).
Négrié, à Bordeaux.	Venot fils, à Bordeaux.
Oré, —	Vovard, —
Puydebat, —	Vermond (de), à Barbezieux (Charte).
Penanguer, —	Verdo, à Marmande (Lot-et-Garonne)
Perry, —	etc., etc.

Parmi les médecins consultants de Paris, dont les malades nous ont remis des lettres ou des consultations, nous citerons MM. les professeurs et agrégés Andral, Bouillaud, Broca, Cruveilhier, Grisolle, Hardy, Monneret, Nélaton, Piorry, Rchard, Trousseau, Tardieu, Duchenne (de Boulogne), Voillemier, Gendrin, Gosselin, Briquet, etc.

» plète et méthodique faite par des mains intelligentes et exer-
» cées, et en lui substituant, à l'exemple de quelques méde-
» cins, des lotions, des immersions, des affusions, on ne fait
» que la parodier et la compromettre au détriment de la science
» et des malades. »

Il en est tout autrement dans un établissement spécial, où le traitement de chaque jour est subordonné à l'indication du médecin qui le dirige, où les nombreux modes d'administration sont déterminés par l'état particulier de chaque malade. C'est là seulement que s'observent ces cures auxquelles peut à peine croire le médecin qui n'en a pas été témoin.

La guérison une fois obtenue, il est quelquefois prudent de renouveler de temps en temps les pratiques hydrothérapiques; c'est le moyen de consolider les bons effets du traitement, de maintenir la guérison ou les améliorations obtenues, et d'arrêter les progrès du mal.

La durée du traitement varie, comme on le pense bien, suivant la maladie et les individus. Il a l'avantage de pouvoir être continué longtemps, suspendu, puis repris pendant un temps plus ou moins long ; avantage important, car on ne change qu'avec le temps les dispositions constitutionnelles pour lesquelles il faut opposer la chronicité du traitement à la chronicité de la maladie. Combien de malades renoncent, au bout de quelques jours, à cette méthode, parce qu'ils la croient sans influence sur leur affection, et qui auraient pu être guéris par un traitement continué avec persévérance.

La nécessité d'un traitement prolongé est donc souvent indispensable pour les affections chroniques en général, qui ont altéré les fonctions de l'économie ; elles trouvent dans l'HYDRO-THÉRAPIE un modificateur qui, par sa nature même, ne peut devenir efficace qu'à la condition d'une action longtemps prolongée. Si cette méthode thérapeutique laisse des guérisons incomplètes, c'est presque toujours par la faute des malades, qui ont fixé d'avance la durée du temps qu'ils accordent au rétablissement de leur santé.

Encouragé depuis la création de notre établissement (1859) par des succès légitimement constatés (1), nous n'avons cessé d'y apporter des améliorations successives. Aujourd'hui, Longchamps offre aux médecins et aux malades des ressources variées associées à l'hydrothérapie, qui en font une maison de santé de premier ordre.

Nos remerciements sincères à tous nos confrères qui, pénétrés, comme nous, des bienfaits de cette méthode rationnelle, ont secondé nos efforts en nous adressant de nombreux malades : la plupart ont trouvé leur guérison dans l'application judicieuse du traitement que nous leur avons fait suivre.

Dr P. DELMAS,

Directeur-Médecin de l'Etablissement hydrothérapique
de Longchamps, à Bordeaux.

---

(1) Voir nos comptes-rendus et nos travaux publiés de 1859 à 1866.

Se trouvent chez Germer Baillère, éditeur, rue de l'Ecole-de-Médecine, 17, à Paris :

Recherches historiques et critiques sur l'emploi de l'eau en médecine et en chirurgie. — Thèse. — Paris, 1859.

Lettre sur l'hydrothérapie. — 1860.

Premier compte-rendu clinique sur le service de l'établissement hydrothérapique de Longchamps, à Bordeaux. — 1861.

Deuxième compte-rendu. — 1862.

Des procédés à mettre en usage au début d'un traitement hydrothérapique. — 1862.

Trois observations à propos de l'hydrothérapie dans la syphilis, etc.—1863.

Troisième compte-rendu clinique de l'établissement de Longchamps. — 1863

Six observations d'ataxie locomotrice. — 1864.

Etude historique et critique sur la pulvérisation des eaux minérales. — 1865.

Coup-d'œil général sur la nature, la cause et le traitement du rhumatisme, et en particulier de l'emploi de l'hydrothérapie dans cette affection, etc. — 1866.

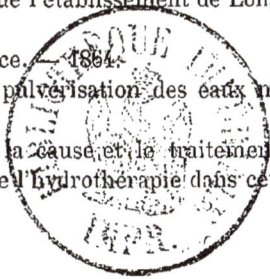

www.ingramcontent.com/pod-product-compliance
Lightning Source LLC
Chambersburg PA